DES

MALADIES DES YEUX

CAUSÉES PAR LES

MAUVAISES LUNETTES

CONSEILS INDISPENSABLES A TOUT LE MONDE

PAR

ARTHUR CHEVALIER

Petit-fils, fils et Successeur de

Vincent Chevalier et Charles Chevalier

Médaille de 1re Classe

A L'EXPOSITION UNIVERSELLE DE 1867

> La vérité est un coin qu'il faut faire entrer par le gros bout.
>
> (FONTENELLE.)

PRIX : 20 CENTIMES

L'AUTEUR

158, PALAIS-ROYAL, 158

GALERIE DE VALOIS

ATELIERS : COUR DES FONTAINES, 1 *bis*

Ci-devant Quai de l'Horloge

Maison continuée de père en fils depuis 1760

AVIS IMPORTANT

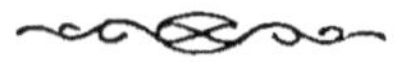

Afin d'éviter toute confusion relativement au nom CHEVALIER, il est indispensable de remarquer que la maison du *Palais-Royal* peut seule revendiquer les titres suivants à la confiance du public.

1° La première, fondée quai de l'Horloge (1760).

2° La seule, continuée de père en fils.

3° La seule ayant reçu des Médailles d'or aux Expositions nationales.

Pour le choix des *Lunettes*, on trouve M. ARTHUR CHEVALIER, tous les jours de 3 à 5 heures, aux ateliers de la cour des Fontaines, près le Palais-Royal.

DES

MALADIES DES YEUX

CAUSÉES PAR LES

MAUVAISES LUNETTES

CONSEILS INDISPENSABLES A TOUT LE MONDE

PAR

ARTHUR CHEVALIER

Petit-fils, fils et Successeur de

Vincent Chevalier et Charles Chevalier

Médaille de 1re Classe

A L'EXPOSITION UNIVERSELLE DE 1867

La vérité est un coin qu'il fau
faire entrer par le gros bout.
(FONTENELLE.)

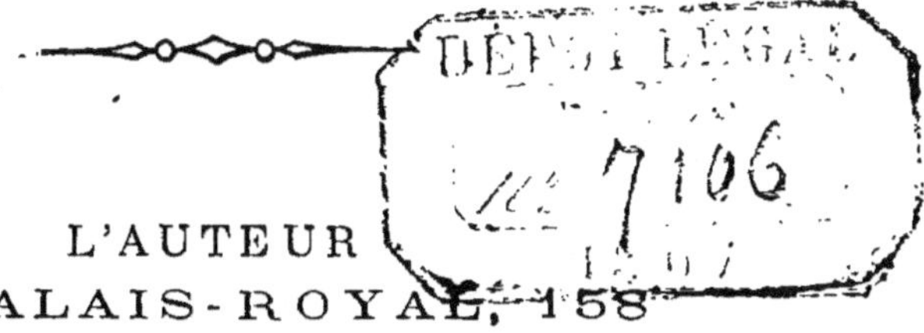

L'AUTEUR

158, PALAIS-ROYAL, 158

GALERIE DE VALOIS

ATELIERS : COUR DES FONTAINES, 1 *bis*

Ci-devant Quai de l'Horloge

Maison continuée de père en fils depuis 1760

1867

DES

MALADIES DES YEUX

CAUSÉES PAR LES

MAUVAISES LUNETTES

On peut, sans crainte d'être démenti, affirmer que le plus grand nombre des maladies des yeux proviennent de l'usage de mauvaises lunettes. Cela s'explique très-simplement par l'indifférence du public qui confie sa vue *au premier venu*, sans réfléchir aux conséquences d'un tel abandon.

Dans nos diverses éditions de l'*Hygiène de la Vue* (1), nous avons fait tous nos efforts pour mettre le public en garde contre les manœuvres du charlatanisme. Nous dirons encore ici quelques mots sur ce sujet, de façon à ce que chacun puisse se rendre un compte exact des choses, et discerner *ensuite*.

(1) 1 vol. in-18 avec figures. Prix. 1 fr.

Comme nous l'avons déjà dit, le *premier venu* délivre des lunettes. Il ne faut aucun titre pour cela. Nous avons déjà fait remarquer combien cela était fâcheux, et il y a quelques années une pétition, que nous adressâmes au Sénat dans le but de réglementer la vente des lunettes, fut discutée, mais passa à l'ordre du jour. Il n'y avait pas à insister.

Les piéges tendus au public par les charlatans sont nombreux, et ils augmentent d'autant plus que le public y donne tête baissée; il ne faut donc pas s'étonner si le nombre des maladies des yeux augmente toujours.

Presque tous les verres de lunettes délivrés au public, sont faits en *verre à vitres* et fabriqués en masse à l'aide de la machine à vapeur. Nos provinces en envoient chaque jour, à Paris, environ cinq mille paires. Tout individu donc d'une intelligence médiocre peut, en achetant ces verres et les débitant au hasard, tout en ayant soin de les décorer de noms singuliers, peut, dis-je, attirer le public. Bien entendu qu'il faudra joindre à tout cela une publicité assez étendue. Dès lors, le public abondera, le tour sera joué.

Que chacun se tienne donc en garde! Que chacun

ne croie pas au *cristal épuré, purifié,* au *cristal de roche du Brésil,* au *cristal de Bohème,* etc., régénérant, fortifiant les vues les plus compromises. Que chacun ne croie pas à ces débitants qui, à la seule inspection des yeux d'une personne, donnent des verres convenables. Laissons cette faculté merveilleuse au zouave Jacob et pas à d'autres. Nous pourrions énumérer bien d'autres choses de même nature, mais à quoi bon? chacun a déjà dû comprendre le but de ces réclames. Cependant, nous ne laisserons pas passer sous silence *l'oculiste-opticien, oculiste,* pourquoi? Je laisse au public intelligent le soin de démêler dans quel but ce titre *est pris,* c'est le mot. C'est au public, à lui seul qu'il appartient de faire justice de tout cela, et nous le prions bien d'être impitoyable.

Tout fabricant sérieux ne peut, pour faire connaître ses produits, se dispenser d'employer soit des livres, des brochures ; c'est à chacun de vérifier et de savoir si la vérité existe. — A notre égard, nous pensons que les médailles d'or reçues dans nos expositions, l'ancienneté de notre maison (depuis un siècle de père en fils), les produits fabriqués avec soin dans nos ateliers, sont des titres à la confiance publique. — Que chacun exige de semblables titres de la part d'un opticien et il pourra lui confier sa vue sans crainte d'accident.

Tous les jours, de 3 *à* 5 *heures, à nos ateliers de la Cour des Fontaines (près le Palais-Royal), nous pouvons donner tous les conseils sur le choix des lunettes, et montrer par quels moyens nous arrivons à produire des verres parfaits sous tous les rapports.*

Le seul verre capable d'être employé pour les lunettes est le CROWN-GLASS.

Le Crown-Glass est le verre ordinaire, il est fabriqué avec du sable et de la potasse, c'est un véritable sel, du silicate de potasse.

Le verre à vitres est du CROWN-GLASS IMPUR, il est *verdâtre,* et contient des stries, bulles, etc. La masse des verres de lunettes est faite avec cette substance.

Il existe aussi dans quelques verreries spéciales du CROWN-GLASS PUR. Il est blanc, limpide, sans bulles ni défauts. C'est le seul verre qui soit bon pour les lunettes. C'est celui-là que nous employons exclusivement.

Les verres de lunettes du commerce, comme

nous l'avons dit, sont faits en masse par *la machine à vapeur*. Ils sont en CROWN-GLASS IMPUR, ils sont polis sur du drap enduit de rouge, et leurs surfaces sont déformées et pleines de stries. Voilà ce que le public emploie, voici ce que l'on décore des noms cités précédemment. Tous ces verres sont verdâtres, en les regardant sur leur épaisseur on le voit de suite.

Les verres de lunettes en CROWN-GLASS PUR que nous fabriquons, et qui devraient être seuls employés, sont faits *séparément*, centrés; l'égalité de leur épaisseur est vérifiée à l'aide d'instruments précis. Ils sont polis sur du papier fin enduit de tripoli. Tous ces soins ne peuvent être pris que par les fabricants sérieux, et un bon moyen de confondre les charlatans est à coup sûr de leur demander : « Où sont vos ateliers? Je désire voir fabriquer vos verres. » On voit alors à qui l'on a affaire. Que le public juge donc en dernier ressort.

On a beaucoup vanté le cristal de roche du Brésil, de Chine ou de Cochinchine. Le cristal de roche altère la vue. Il est doué de la double réfraction. Je n'en conseille pas l'usage.

Relativement à la forme, *celle sphérique* est la

seule convenable. Les verres sont creux des deux côtés (verres concaves pour les myopes) ou bombés des deux côtés (verres convexes pour les presbytes). Les verres sont aussi *périscopiques,* c'est-à-dire bombés d'un côté et creux de l'autre. Ces verres, dus à Wollaston, sont parfaits, et dans la plupart des cas ils doivent être prescrits.

Les verres cylindriques, prismatiques, ne sont employés que dans des cas spéciaux, indiqués par les *docteurs oculistes.*

Par l'usage des mauvais verres, des mauvaises lunettes, ON PEUT DEVENIR AVEUGLE, cela ne fait aucun doute. Ajoutez à cela le mauvais choix du numéro et la perte de la vue sera assurée. Nous voyons chaque jour des personnes dont la vue est profondément altérée par la résultante des causes précitées. L'un porte un numéro trop fort qui congestionne la choroïde et émousse la rétine. L'autre le porte trop faible et arrive au même résultat, par suite d'efforts prolongés. D'autres se perdent la vue par l'usage inconsidéré des verres colorés. C'est ainsi que la plupart des *amblyopies, cataractes, choroïdites, iritis,* proviennent de l'emploi des mauvaises lunettes. Au reste, nos savants docteurs oculistes en savent long sur ce sujet, et le fait est malheureusement trop connu. Le public, lui-même, le sait, et dans le cercle de ses connaissances chacun a pu voir bien des vues altérées par les mauvaises lunettes. Que le public fasse donc la plus scrupuleuse attention, et lorsqu'il aura des doutes, qu'il s'adresse à un opticien savant ou encore qu'il prenne l'avis d'une de nos célébrités médicales en oculistique. Qu'il demande à MM. Desmarres, Fano, Galezowsky, Magne, etc., au moins il sera sûr d'avoir un avis basé sur la science et le mérite. Voilà comment il faut agir pour conserver le plus précieux de nos organes; car sans la vue la vie est un vrai supplice.

Nous terminerons cet opuscule par quelques conseils sur le choix des verres dans les différentes affections des yeux.

Presbyopie

Choix d'un numéro exact, *ni trop fort ni trop faible.* — Ce choix doit être fait par un opticien savant ou un docteur oculiste. — Ne pas lire plus loin que trente-deux centimètres. — Très-peu lire le soir. — Ne pas porter de verres colorés.

Myopie.

Usage de verres faibles dans un pince-nez. — Eviter l'emploi des lunettes. — Usage des verres colorés.

Asthénopie (*Vue faible*).

Verres positifs très-faibles. — Consulter un médecin.

Diplopie (*Vue double*) ET Strabisme.

Verres prismatiques qui doivent être prescrits par un médecin. — Emploi de lunettes spéciales.

Photophobie (*Horreur de la lumière*).

Verres colorés, enfumés ou bleu noirâtre. — Jamais dans aucun cas ne se servir de verres *bleu pur ni verts*.

Mydriase (*Dilatation de la pupille*).

Lunettes à trous. — Conseils d'un médecin.

Amblyopie (*Vue trouble*).

Verres convexes d'un numéro fort. — Conseils d'un médecin.

Astigmatisme (*Inégalité de réfringence dans les méridiens du cristallin*).

Verres cylindriques plans concaves ou convexes. — Verres sphéro-cylindriques. — Conseils d'un médecin.

Cataracte.

Après l'opération, verres convexes choisis avec les plus grands soins. — Verres colorés.

Des Montures de Lunettes.

Les montures doivent être solides et surtout parfaitement centrées. — Nous nous servons pour les choisir d'instruments spéciaux.

Du Choix des numéros des verres.

Le numéro doit être mathématiquement choisi. — Ayant remarqué que les numéros employés présentaient des différences trop grandes entre eux, nous avons créé des numéros intermédiaires; de cette façon, on arrive beaucoup plus facilement à adapter les verres nécessaires.

CONCLUSION.

Ce que nous avons esquissé ici dans un but d'utilité générale, nous l'avons approfondi dans notre *Hygiène de la vue*. Nous ne saurions trop engager chacun à faire la plus grande attention lorsque la vue réclame l'emploi des lunettes; car, bien choisies et bien faites, elles sont un moyen conservateur, et perdent totalement la vue dans le cas contraire.

Les éléments que nous réunissons pour traiter cette question nous permettent d'exposer énergiquement notre pensée, car nous pouvons prouver tout ce que nous avançons, et, du reste, la qualité des lunettes pour nous se résume ainsi :

1° Verres en crown-glass pur.

2° Travail séparé de chaque verre dans nos ateliers et sous nos yeux.

3° Centrage parfait, égalité d'épaisseur.

4° Ajustage mathématique.

5° Choix du numéro, suivant les règles de la physique et de l'oculistique.

6° Emploi du visiomètre.

7° Emploi des instruments accessoires pour les montures.

8° Examen sérieux, de façon à constater les moindres affections ayant rapport à la médecine.

Que ceux qui s'occupent des lunettes traitent ainsi la question, c'est tout ce que nous demandons.

Prix des Verres de Lunettes

FABRIQUÉS DANS LES ATELIERS DE

ARTHUR CHEVALIER

Fils, petit-fils et successeur de

CHARLES CHEVALIER ET DE VINCENT CHEVALIER

VERRES EN CROWN-GLASS PUR

Travaillés isolément au papier. Convexes ou concaves

POUR PRESBYTES ET MYOPES

La paire du n° 80 au n° 5	5	»
— 4 1/2 au n° 3	6	»
— 2 1/2 et 2	8	»

Les verres périscopiques se payent 1 fr. de plus par paire.

VERRES EN CROWN-GLASS ORDINAIRE

choisis et triés

Nous avons ces verres pour les personnes qui ne voudraient pas payer le prix affecté aux verres parfaits; nous les garantissons comme ce qu'il y a de mieux en verres ordinaires, mais leur qualité n'approche pas de celle des verres en crown-glass pur.

Convexes ou concaves

POUR PRESBYTES OU MYOPES

(isoscèles)

La paire du n° 80 au n° 5	2	»
— 4 1/2 au n° 3	3	»
— 2 1/2 et 2	4	»

Les verres périscopiques se payent 1 fr. de plus.

VERRES EN CRISTAL DE ROCHE

Travaillés isolément au papier et taillés perpendiculairement à l'axe (isoscèles)

(Montrant les anneaux colorés.)

La paire du no 80 au nº 5...............	15	»
— 4 1/2 au nº 3...............	18	»
— 2 1/2 et 2...................	20	»

Les verres périscopiques, 3 et 5 fr. de plus.

Nous préférons le crown pur.

MONTURES DE LUNETTES. — BINOCLES. — PINCE-NEZ. — LORGNONS. — MODÈLES SIMPLES ET DE LUXE.

VERRES COLORÉS (TEINTE ENFUMÉE OU BLEUE NOIRATRE

(contre la photophobie, etc.)

Ces verres coûtent 1 fr. de plus par paire que ceux non colorés.—Les verres plans, 3 fr. et 5 fr. la paire.

VERRES PRISMATIQUES

(contre la diplopie)

Chaque verre prismatique en crown-glass pur.	6	»

DIVERS.

Lunettes à diaphragme variable de Arthur Chevalier (Strabisme)...................	20	»
Lunettes à cônes..........................	15	»
Lunettes à plaques, contre la mydriase.......	15	»
Verres pour la cataracte, etc................	»	»

OPHTHALMOSCOPES

Ophthalmoscope ordinaire .... 12 »

Ophthalmoscope de Arthur Chevalier, avec une lentille .... 25 »

TROUSSE OPTIQUE D'OCULISTE DE ARTHUR CHEVALIER

Trousse complète avec verres convexes et concaves, verres prismatiques, verres colorés, lunettes d'essai en acier .... 70 »

Voir les Catalogues illustrés délivrés gratis.

Typ. Rouge frères, Dunon et Fresné, rue du Four, 43

OUVRAGES DE ARTHUR CHEVALIER

Hygiène de la vue, 1 volume in-18, avec 200 figures........................ 4 »

Hygiène de la vue, petite édition, 1 volume avec figures.............................. 1 »

L'Étudiant Photographe, traité complet de photographie, avec figures.............. 3 »

L'Étudiant Micrographe, traité complet du micrographe, vol. in-8°, 300 figures...... 7 50

Méthode des Portraits, grandeur naturelle.................................... 1 50

Les Trichines, brochure avec figures..... 1 »

SPÉCIALITÉS

Lorgnettes jumelles pour le Théâtre la Marine et la Campagne.

Microscopes de tous modèles.

Instruments de Physique, d'Optique et de Mathématiques

(Voir les Catalogues illustrés.)

RÉCOMPENSES DÉCERNÉES

A

VINCENT CHEVALIER

CHARLES CHEVALIER

ARTHUR CHEVALIER

1819.	Exposition nationale.	Citation favorable.
1823.	Exposition nationale.	Mention honorable.
1827.	Exposition nationale.	Médaille d'argent.
1828.	Athénée des arts.	Médaille d'argent.
1830.	Exposition nationale.	Médaille d'argent.
1834.	Société d'encouragement.	Médaille d'argent.
1834.	Société d'encouragement.	Médaille d'or.
1834.	Exposition nationale.	Médaille d'or.
1835.	Exposition Valenciennes.	Mention honorable.
1837.	Académie de l'Industrie.	Médaille de bronze.
1839.	Exposition nationale.	Médaille d'or.
1839.	Exposition nationale.	Médaille d'argent.
1839.	Société d'encouragement.	Médaille d'or.
1840.	Académie de l'industrie.	Médaille d'argent.
1841.	Société d'encouragement.	Médaille de platine
1844.	Exposition nationale.	Médaille d'or.
1847.	Société d'encouragement.	Médaille d'argent.
1849.	Exposition nationale.	Médaille d'or.
1850.	Société d'encouragement.	Médaille de platine
1851.	Exposition de Londres.	Mention honorable.
1855.	Exposition universelle.	Méd. de 1re classe.
1864.	Exposition d'Anvers.	Médaille d'argent.
1867.	Exposition universelle.	Méd. de 1re classe.
1867.	Exposition d'Anvers.	Première médaille d'honn. en vermei

Paris. Typ. Rouge frères et Comp., rue du Four-St-Germ., 4

www.ingramcontent.com/pod-product-compliance
Lightning Source LLC
LaVergne TN
LVHW020505230826
846091LV00008BA/3355

9782013081771